DE
L'USURE DES DENTS

DE
L'USURE DES DENTS

SUPPURATION DE LA PULPE DENTAIRE PRODUITE
PAR CETTE CAUSE

PAR

M. LE Dr GAILLARD

MÉDECIN-DENTISTE,
ANCIEN INTERNE DES HOPITAUX.

LYON,

IMPRIMERIE D'AIMÉ VINGTRINIER,

Rue Belle-Cordière, 14.

1865.

L'USURE DES DENTS

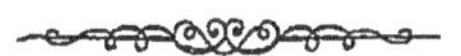

Les dents humaines, qui passent à juste titre pour les parties les plus dures de notre squelette, éprouvent chez beaucoup de sujets des modifications dans leur forme extérieure, qui sont dues à la disparition lente et progressive d'une partie de leurs molécules.

Cette disparition moléculaire, désignée vulgairement sous le nom d'usure, quand elle reconnaît pour cause le frottement des dents, soit les unes contre les autres, soit contre des corps interposés, s'effectue, toutes choses égales d'ailleurs, d'autant plus rapidement que la structure de ces ostéïdes est moins résistante, ou que les corps sur lesquels ils frottent sont plus durs.

Tout le monde a remarqué la brèche ou échancrure que produit le tuyau des pipes, surtout des pipes de terre sur certaines dents des fumeurs ; et chez un grand nombre de personnes qui ne mangent que d'un côté, il est facile de constater une diminution de hauteur sur les dents qui fonctionnent exclusivement pour la mastication. Cette lé-

sion toute physique se rencontre également chez les individus atteints d'une affection convulsive des muscles mas-
ticateurs, et, chose curieuse, c'est surtout pendant le som-
meil que s'opèrent le plus souvent ces grincements invo-
lontaires. Un grand nombre de goutteux éprouveraient, au
dire de Graves, de Dublin, un désir irrésistible de grincer
ainsi des dents. Ce besoin, sollicité par une pénible sensation qu'ils éprouvent dans les mâchoires, est tel que certains goutteux finissent par user leurs dents jusqu'aux alvéo-
les. Mais, dans ces cas, l'usure est générale, c'est-à-dire
qu'elle se fait sentir sur les deux arcades dentaires à la fois.

On rencontre également l'usure chez tous les animaux ;
elle suit les progrès de l'âge, et personne n'ignore l'excellent parti que les vétérinaires ont tiré de cette notion pour
déterminer d'une manière approximative l'âge des chevaux.

Quant aux rongeurs qui semblent faire exception, ils
rentrent également dans la loi commune, car les incisives
des individus de cette classe, par une disposition toute
particulière de leur bulbe, ont un accroissement continu
qui répare sans cesse la destruction de la substance dentaire occasionnée par le frottement en quelque sorte per-
pétuel de leurs mâchoires.

Dans l'espèce humaine, l'usure est rarement portée assez
loin pour devenir cause d'accidents sérieux. Le plus souvent
elle ne devient considérable que chez les vieillards ; or,
précisément à cette époque de la vie, la dent a subi toutes les phases de son évolution ; la cavité dentaire est obli-
térée ; la pulpe, cet organe essentiellement vasculaire et
nerveux, a complètement disparu, et la dent peut dès lors

être usée jusqu'aux trois quarts de sa couronne, sans que l'individu avancé en âge ressente jamais ces vives douleurs odontalgiques auxquelles les jeunes sujets sont si souvent en proie.

Toutefois, dans les circonstances énumérées plus haut et dans plusieurs autres encore assez mal connues, il arrive que le travail physiologique, l'ossification de la cavité dentaire, tout en marchant de front avec le travail destructeur, l'usure, ne peut pas le contrebalancer. La pulpe est donc de moins en moins protégée par les couches de dentine, et très-souvent, dans ces nouvelles conditions, elle devient le siége d'altérations morbides très-graves. Mais ici il nous faut faire deux remarques fort importantes :

1.º Si l'usure s'opère très-lentement, et que l'état général soit excellent, la pulpe, légèrement surexcitée dans ses fonctions, viendra admirablement seconder l'ossification sénile. On trouvera le plus souvent alors, dans la cavité dentaire, des petits osselets n'offrant, en général, aucune structure régulière, transparents, friables, et assez peu adhérents aux parois de la cavité. Dans certains cas cependant, la structure de ces productions calcaires se rapproche beaucoup de la dentine normale ; leur adhérence aux parois anciennes est assez grande pour leur servir de renfort et reculer ainsi le moment où la cavité de la dent sera exposée au contact de l'air et des particules alimentaires, ce qui entraîne infailliblement sa destruction. C'est donc là un véritable bienfait de la nature, et c'est ce qui nous explique comment certains individus ont le privilége de perdre la presque totalité de leurs dents par carie, sans presque éprouver la moindre douleur.

Le professeur Owen, qui a étudié cette substance de nouvelle formation, l'attribue à une ossification des éléments propres de la pulpe, à une véritable transformation sur place, et lui a donné le nom d'ostéo-dentine. Sans être partisan du néologisme, nous préférons la dénomination de dentine secondaire, qui semble mieux rappeler son mode d'origine, car nous sommes loin de penser, comme ce savant, que ce soit toujours aux dépens de la pulpe que s'accomplit ce phénomène, si jamais il a lieu de cette façon.

Comment expliquer, en effet, cette ossification dans les cas où l'opérateur a laissé un espace entre le fond de la substance obturante et la pulpe. Si les choses se sont bien passées et qu'on vienne plus tard à faire l'autopsie de cette dent, on trouve qu'il n'existe plus d'espace vide. On est donc bien forcé d'admettre, ce me semble, qu'il s'est produit un dépôt de lymphe coagulable ou blastème, au sein duquel s'est développé cette dentine secondaire, comme l'ivoire primitif s'est formé spontanément, par génèse, à la surface du bulbe qui fournit les matériaux (blastèmes) nécessaires à cette génèse. Mais, j'ai hâte de le dire, pour obtenir de tels résultats, le sujet doit remplir certaines conditions générales et locales qui ne se rencontrent pas fréquemment dans la pratique.

2º Si l'usure fait des progrès plus rapides, le mode de vitalité et la nature de la sécrétion de la pulpe seront profondément modifiés. L'accroissement de vascularité produit par une irritation trop vive n'aboutira plus à un surcroît d'énergie fonctionnelle, mais bien à la congestion et à l'inflammation soit aiguë, soit chronique de cette pulpe si disposée, par sa structure, à ce processus morbide.

L'émail, cette enveloppe protectrice de la dent, ayant complètement disparu dans les parties usées, l'ivoire se trouve à nu ; or, l'abondant réseau des cavités anastomotiques et les nombreux canalicules qu'on rencontre dans ce tissu favorisent singulièrement la transmission des impressions extérieures, et surtout le mélange des liquides du dehors avec celui contenu dans ces conduits dentinaires. De cette disposition anatomique, il résulte que plus la dent sera usée, plus la communication sera facile entre la pulpe et les agents extérieurs, et plus l'impression ressentie sera de nature à provoquer l'irritation morbide. C'est, du reste, ce qui arrive dans toutes les caries un peu profondes qui détruisent également, mais d'une autre façon, la substance qui constitue l'ivoire.

Les dents qui subissent ainsi cette fâcheuse action du frottement produisent souvent au début le phénomène de l'agacement.

L'accès de l'air dans la bouche, les boissons froides ou chaudes, et à plus forte raison les aliments solides font éprouver au patient une sensation *sui generis* qui disparaît le plus souvent avec la cessation de la cause. Ce n'est ordinairement qu'après un temps plus ou moins long que la douleur devient continue. Le plus souvent sourde et gravative, elle revêt parfois le caractère de véritables accès névralgiques. L'usage des fruits acides, des boissons sucrées, le froid aux pieds, un travail intellectuel un peu soutenu, l'humidité de l'atmosphère, les troubles des fonctions digestives, peuvent devenir la cause occasionnelle de ces crises odontalgiques. En outre la douleur ne reste plus localisée, elle s'irradie sur tout le trajet du nerf dentaire, et les malades accusent une vive souffrance dans tout le côté correspondant de la mâchoire, et quelquefois aussi dans le côté opposé. Toutes les dents sont sensibles au moindre choc; il y a alors une véritable hypéresthésie dentaire.

Si dans les cas d'usure partielle, verticale, latérale ou oblique, le diagnostic est facile, il n'en est plus de même quand l'usure est à peu près générale, et si le patient ne vous indique pas précisément la dent qui a été le point de départ du mal, comme très-souvent il n'y a point de carie, ou bien s'il en existe, comme cette carie peut parfaitement siéger ailleurs que sur la dent la plus usée, on risque de faire fausse route, ou tout au moins d'employer un traitement insuffisant pour le cas en question. Vous croyez à une névralgie pure et simple du nerf dentaire, et vous administrez, mais en vain, les médicaments qui semblent les mieux appropriés pour combattre cet état névropathique.

L'opium, la belladone *intus et extra*, les antispasmodiques de toutes espèces, les mouches de morphine sur le trajet du nerf, le sulfate de quinine, dont on abuse peut-être à notre époque, sont tour à tour essayés, et cela sans aucun soulagement pour le malade. C'est qu'ici, comme dans bien d'autres circonstances, il y a bien névralgie; mais cette névralgie est subordonnée, ainsi que je l'indiquerai dans un instant, à l'hypérémie bulbaire qui exige un tout autre mode de traitement. On ne saurait donc trop, dans les cas d'odontalgie persistante, examiner sérieusement les deux arcades dentaires. Or, s'il y a usure, une observation attentive de chaque dent réputée douloureuse permettra au chirurgien de reconnaître :

1° Que la dent primitivement affectée est, en général, plus usée que ses voisines ;

2° Qu'elle est plus sensible au contact de la sonde ;

3° Que la surface de sa couronne est plus limoneuse et qu'elle présente une coloration terne, grisâtre et quelquefois brune, suivant l'époque de la maladie.

Cette coloration est de beaucoup le signe le plus important, car il vous indique à lui seul le siége du mal, sa nature et partant le mode de traitement.

Vous avez évidemment affaire à une inflammation du bulbe. L'intensité de la douleur résulte de la distension des capillaires et de l'inextensibilité de la cavité ; de plus comme toutes les autres inflammations, celle-ci a des exacerbations qui se manifestent principalement la nuit. Le décubitus dorsal, la chaleur de la tête enfoncée dans les oreillers nous expliquent assez bien cette allure de la maladie.

Si l'on est consulté au début, alors que l'agacement seul existe, on pourra, en éloignant les causes de l'usure, enrayer la marche des accidents pour un temps plus ou moins long.

Ainsi, on recommandera au fumeur de suspendre l'usage de la pipe, ou tout au moins il ne devra plus la fixer sur le même point de l'arcade dentaire. Dans le cas d'affection convulsive des muscles, on emploiera, concurremment avec la médication générale, des empreintes de gutta-percha qui s'opposeront au frottement réciproque des dents. Si c'est une dent trop longue qui cause l'usure, on la limera. Enfin on évitera l'usage immodéré des brosses trop rudes, des poudres et eaux corrosives, qui exercent tout à la fois sur le tissu dentaire une action mécanique et chimique des plus nuisibles.

Mais une chose contre laquelle on ne saurait trop s'élever, c'est l'extraction prématurée et souvent intempestive des grosses molaires. Dans ces cas, les incisives assujetties à un travail pour lequel elles ne sont point faites s'usent avec une surprenante rapidité. Malheureusement, si les douleurs existent depuis un certain temps, s'il y a eu des exacerbations nocturnes, il est bien rare, quoi qu'on fasse, que le travail phlegmasique, arrivé à un certain degré, ne se termine pas par la suppuration et la désorganisation de l'organe enfermé dans la cavité dentaire.

A cette période de la maladie, les douleurs, ainsi qu'on le conçoit très-bien, sont à peu près les mêmes que celles qu'on ressent dans les panaris profonds, et le débridement seul peut ici, comme dans toutes les autres collections purulentes, délivrer le malade de ses cruelles souffrances.

Du reste, ce débridement, qui ne diffère que par le mode opératoire, offrira, comme dans toutes les autres régions du corps, d'autant plus d'opportunité qu'il sera pratiqué plus tôt.

Vouloir attendre serait exposer le patient à la périostite dentaire et à toutes ses funestes conséquences : fluxions, abcès de la gencive, décollement de la muqueuse et fistules, toutes lésions qui réclament impérieusement l'avulsion de la dent.

Une fois la perforation de la dent pratiquée, il ne reste

plus qu'à détruire par les caustiques les fragments de pulpe qui ont pu résister à la violence du mal, et obturer la dent par les procédés usuels.

Je terminerai ces considérations de pathologie dentaire par l'observation qui m'a suggéré l'idée de rédiger cet article. J'aurai ainsi tracé l'histoire à peu près complète d'un genre d'altération qui était loin d'avoir reçu, dans les traités spéciaux même les plus récents, tous les développements qu'il comporte.

OBSERVATION. — *Usure générale des dents.* — *Suppuration de la pulpe d'une grande incisive.* — *Traitement par la perforation de la dent.* — *Obturation et guérison.*

Mme F... G..., âgée de 45 ans, d'une forte constitution et d'un tempérament sanguin, vient me consulter dans le mois de juillet pour une névralgie dentaire qui semble avoir mis en défaut toutes les ressources de la thérapeutique. Depuis environ deux ans, toutes les dents de cette pauvre femme la font horriblement souffrir. Elle en a déjà fait arracher quatre, toutes exemptes de carie, pour remédier à cette névralgie opiniâtre, et malgré une telle mutilation, l'agacement général, les douleurs sourdes n'ont pas cessé de tourmenter la malade.

J'examine avec soin les deux arcades dentaires de cette femme; les dents qui restent sont toutes plus ou moins usées, malgré leur excellente organisation, et, je l'avoue, je n'aurais guère pu me rendre compte de cette usure, si en faisant fermer la bouche, je n'avais constaté la particularité suivante :

La mâchoire inférieure, au lieu de passer en arrière de la mâchoire supérieure et de s'entre-croiser, comme les branches d'une paire de ciseaux, lui correspond parfaitement dans toute la partie antérieure.

Évidemment, un tel état de choses n'a pas peu contribué à produire l'usure considérable qu'on remarque sur toutes les incisives. En outre, comme depuis l'extraction des quatre molaires, ces dents sont obligées de remplir en partie le rôle de celles qui manquent, nul doute que ce surcroît de travail ne soit venu s'ajouter à la cause anatomique pour activer la destruction de la substance dentaire.

Je constate également l'absence de la couronne de la petite incisive gauche supérieure. Il ne reste plus que sa racine dont la cavité est très-douloureuse au contact de la sonde. Je crus avoir ainsi trouvé la cause des souffrances de cette pauvre femme, et je cherchai aussitôt à détruire, par l'introduction d'un excavateur, les fragments de pulpe qui pouvaient séjourner dans le conduit radiculaire ; je fis ensuite un pansement avec une mixture calmante.

Le lendemain, la malade accuse avoir autant souffert que les jours précédents, et elle m'assure que son mal ne provenait pas de la racine, mais bien de la dent voisine. Connaissant les fausses sensations que la douleur nous fait souvent éprouver et les méprises nombreuses qu'elle fait commettre tous les jours dans l'extraction des dents, j'avais bien peine à croire les assertions de ma cliente. Cependant,

en y regardant de plus près, je vis, en effet, que cette dent
était plus usée et plus douloureuse que les autres au contact du stylet ; le liseré gingival était légèrement bour-
soufflé, et la coloration de la couronne était terne grisâtre.
Je compris bien vite à quoi j'avais affaire et, sans plus tarder,
je pratiquai, à l'aide d'un perforateur, une ouverture dans
la cavité de la dent. A peine mon instrument avait-il péné-
tré que des gouttelettes d'un pus fétide, s'écoulant de l'ori-
fice, vinrent, à ma grande satisfaction, confirmer mon diagnostic et soulager la malade. C'était bien une suppuration
de la pulpe due à la violence de l'inflammation.

Le lendemain, j'enlevai tous les détritus qui résultaient
de sa désorganisation, et trois jours après, je pus, avec un
plein succès, obturer la dent de cette malade. Mais en la
quittant, j'avais soin de la prévenir que nous serions peut-
être obligé de recourir aux mêmes moyens pour les dents
voisines. Cet avis parut, du reste, très-peu la satisfaire.

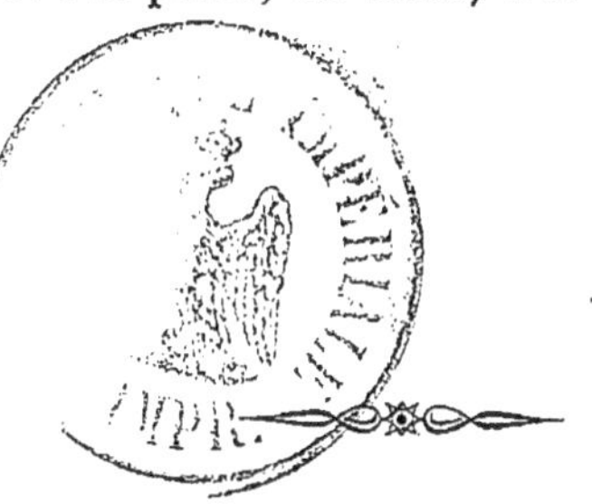

Lyon. — Typ. d'A. Vingtrinier.